BEI GRIN MACHT SICH IHR WISSEN BEZAHLT

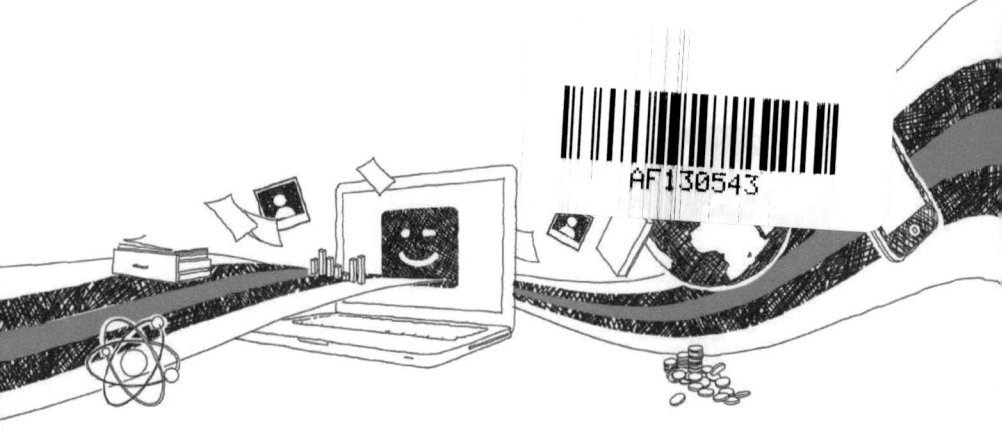

- Wir veröffentlichen Ihre Hausarbeit, Bachelor- und Masterarbeit

- Ihr eigenes eBook und Buch - weltweit in allen wichtigen Shops

- Verdienen Sie an jedem Verkauf

Jetzt bei www.GRIN.com hochladen und kostenlos publizieren

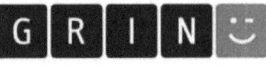

Versorgungsmanagement im deutschen Gesundheitssystem

GRIN

Bibliografische Information der Deutschen Nationalbibliothek:

Die Deutsche Nationalbibliothek verzeichnet diese Publikation in der Deutschen Nationalbibliografie; detaillierte bibliografische Daten sind im Internet über http://dnb.d-nb.de abrufbar.

ISBN: 9783389032732
Dieses Buch ist auch als E-Book erhältlich.

© GRIN Publishing GmbH
Trappentreustraße 1
80339 München

Druck und Bindung: Books on Demand GmbH, Norderstedt Germany
Gedruckt auf säurefreiem Papier aus verantwortungsvollen Quellen

Das vorliegende Werk wurde sorgfältig erarbeitet. Dennoch übernehmen Autoren und Verlag für die Richtigkeit von Angaben, Hinweisen, Links und Ratschlägen sowie eventuelle Druckfehler keine Haftung.

Das Buch bei GRIN: https://www.grin.com/document/1475395

Hausarbeit

Studiengang	M.A. Prävention und Gesundheitsmanagement
Studienmodul	Gesundheitsmanagement 3
Termin Lehrveranstaltung (siehe Ergebnisdokumentation)	
Aufgabe	Hausarbeit Versorgungsmanagement

Inhaltsverzeichnis

1 Einführung Versorgungsmanagement

1.1 Übergeordnete Zielsetzung im Versorgungsmanagement

Der Begriff des Versorgungsmanagements wird je nach Kontext und Quelle unterschiedlich definiert. Dennoch ist die Zielsetzung unabhängig von der Definition in den meisten Fällen identisch. Das Versorgungsmanagement im Gesundheitswesen hat das Ziel, Managementprozesse zu optimieren, die Versorgungsleistung und somit den Behandlungserfolg zu erhöhen und die Kosten zu senken. Eine zentrale Rolle nimmt das Schnittstellenmanagement ein, deren Probleme es zu überwinden gilt (Weatherly & Knetsch, 2017, S. 11).

Nach Birkner & Nöske (2021, S. 3) ist das Ziel des Versorgungsmanagements „die Kontinuität und Integration arbeitsteiliger Versorgung" und es ist erst erfolgreich, wenn Patienten Versorgungssektoren ohne Behandlungsabbrüche durchlaufen. Durch zeitliche Verzögerungen, Kommunikationsprobleme und unterschiedliche Behandlungsansätze können diese Brüche entstehen, die eine optimale Versorgung des Patienten verhindern. Die Effektivität und die Effizienz stellen relevante Messgrößen im Versorgungsmanagement dar. Effizienz beschreibt die Input-Output-Relation, also eine Relation von Kosten und Leistung, während Effektivität die Relation von Ist und Soll beschreibt (Eichhorn, 2005, S. 126). Abbildung 1 stellt den Zusammenhang zwischen Effektivität, Effizienz und Wirtschaftlichkeit dar. Es ist erkennbar, dass sich die einzelnen Faktoren einander bedingen und beeinflussen.

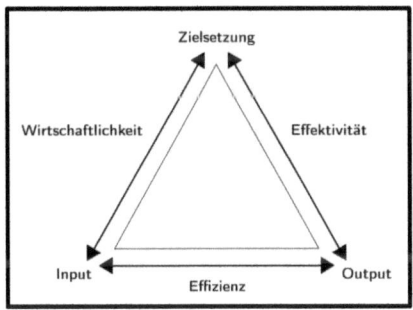

Abb. 1: Zusammenhang zwischen Effizienz, Effektivität und Wirtschaftlichkeit (nach Ney, 2012, S. 36).

1.2 Entwicklung nachhaltiger Gesundheitsversorgung

Die Bevölkerung in Deutschland befindet sich in einem starken Wandel. Es ist zu verzeichnen, dass sich die Demographie des Landes ändert und die Gesellschaft zunehmend altert. Tabelle 1 stellt die Entwicklung der Bevölkerung in Deutschland dar.

Tab. 1: Entwicklung der Bevölkerung in Deutschland (nach Statistisches Bundesamt, 2024a).

Alter (Jahre)	1950		2021	
	Anzahl Bürger absolut (Mio.)	Anzahl Bürger relativ (%)	Anzahl Bürger absolut (Mio.)	Anzahl Bürger relativ (%)
<20	21,2	30%	15,4	19%
20 - 66	42,7	62%	51,5	60%
67+	5,6	8%	16,4	20%

Innerhalb von 71 Jahren hat sich die Zahl der Personen im Alter von über 67 Jahren mehr als verdoppelt. Nach Weatherly (2017, S. 93) wird der Anteil der über 65-Jährigen im Jahr 2050 doppelt so groß sein wie die der unter 20-Jährigen. Dies stellt ein großes Problem für die Finanzierung des Gesundheitssystems dar, da berentete Personen weniger einzahlen als Personen aus der arbeitenden Bevölkerung. Zudem kommt, dass sich mit steigendem Alter die Wahrscheinlichkeit an einer Erkrankung zu leiden erhöht. Laut Saß, Wurm & Ziese (2009, S. 31) ist jeder Vierte im Alter von 75 und höher krank oder Unfallverletzt.

Die Lebenserwartung in Deutschland erhöht sich durch unter anderem eine bessere Versorgung und Fortschritten in der Medizintechnik. So konnte die durchschnittliche Lebenserwartung von 64,6 Jahren (Männer) und 68,5 Jahren (Frauen) im Jahr 1950 auf 78,5 Jahre (Männer) und 83,4 Jahre (Frauen) im Jahr 2020 erhöht werden (Vdek, 2023a). Länger zu leben impliziert aber nicht automatisch, dass man gesund altert. Auch die Geburtenrate trägt zur Überalterung der deutschen Gesellschaft bei. Während 1964 noch 2,54 Kinder pro Frau geboren wurden, so betrug der Wert im Jahr 2021 nur noch 1,58 Kinder pro Frau (Bundesinstitut für Bevölkerungsentwicklung, 2024).

Laut Statistisches Bundesamt (2024b) sind im Jahr 2022 mehr Tode aufgrund Herz-Kreislauf-Erkrankungen, Krankheiten des Atmungssystems, Krankheiten des Verdauungssystems und psychischen Störungen beziehungsweise Verhaltensstörungen als im Vergleichsjahr 2020 zuzuordnen. Diese Todesursachen sind unter Anderem Folgen von Bewegungsarmut, Fehlernährung und einem passiven Lebensstil und können theoretisch mit Präventionsprogrammen herausgezögert oder positiv beeinflusst werden. Damit das System entlastet wird, ist es also notwendig, den Fokus mehr auf Präventionsmaßnahmen zu lenken.

Das Verständnis für Versorgung spielt ebenfalls eine große Rolle. Weatherly (2017, S. 39) stellt fest, dass der durchschnittliche deutsche Bürger 18 Mal im Jahr den Arzt aufsucht, während es vergleichsweise in Schweden jährlich nur drei Besuche sind. Als Grund für diese Entwicklung ist mangelndes Selbstmanagement der Bevölkerung während einer Erkrankung und ein mangelndes Verständnis für Themen im Bereich Gesundheit zu nennen, was enorme Kosten für das Gesundheitssystem allgemein verursacht.

All diese Faktoren stellen ein Ungleichgewicht aus Einnahmen und Ausgaben für das Gesundheitssystem dar. Es ist notwendig, die bestehenden Strukturen anzupassen, damit eine fortlaufende Versorgung der Bürger bestehen kann. Es ist festzuhalten, dass ein sehr dringender Handlungsbedarf bei der Strukturierung der Kassen und des Sozialsystems besteht, wenn das System weiterhin in der Form aufrechterhalten werden soll.

2 Leistungsmanagement und Finanzmanagement

2.1 Argumente für und gegen Satzungsleistungen

Die nachfolgende Tabelle stellt jeweils zwei Argumente für und gegen die Einführung von Satzungsleistungen aus Sicht der Krankenkassen dar.

Tab. 2: Pro- und Contra-Argumente betreffend der Einführung von Satzungsleistungen (eigene Darstellung)

Pro-Argumente	Contra-Argumente
(1) Die Einführung von Satzungsleistungen erhöht den Wettbewerb zwischen den Krankenkassen. Es können durch einen Zusatzbeitrag finanzierte, zusätzliche Leistungen angeboten und die Versicherten durch eine Individualisierung des Angebots besser versorgt werden, was in einem Wettbewerbsvorteil mündet (Moog, Vollmer, Fetzer & Maday, 2019, S. 1).	(1) Die Satzungsleistungen haben nicht fortlaufend Bestand. Die Krankenkassen können durch Änderung der Satzung die Leistungen erweitern, aber auch reduzieren. Insbesondere bei Fusionen von mindestens zwei Krankenkassen ist für den Verbraucher darauf zu achten, ob die relevante Satzungsleistung auch in Zukunft noch gewährt wird, da sich die Satzungen ändern können (Verbraucherzentrale, 2018, S. 12)
(2) Krankenkassen können ihren Versicherten ein breiteres Spektrum an Leistungen anbieten und sie somit besser versorgen beziehungsweise Versorgungslücken schließen. Dies kann für Neukundengewinnung oder Kundenbindung von Vorteil sein und auch Innovationen vorantreiben (Moog et al., 2019, S. 54).	(2) In der Vergangenheit gab es bei einigen Krankenkassen eine Fehlkalkulation bei der Einschätzung der Inanspruchnahme und der tatsächlichen Kosten. Bei finanziell weniger gut aufgestellten oder weniger erfolgreichen Kassen kann eine volle Kostenübernahme der Leistungen wieder eingestellt oder die Leistung gänzlich gestrichen werden. Satzungsleistungen stellen ein Risiko dar und können dementsprechend zu einer finanzieller Schieflage der Kasse führen (Moog et al., 2019, S. 54).

2.2 Finanzierung von Satzungsleistungen

Grundsätzlich werden die Krankenkassen und somit die Regelleistungen solidarisch durch Beiträge der Versicherten nach § 3 SGB V finanziert. Der allgemeine Beitragssatz ist in § 241 SGB V gesetzlich vorgeschrieben und beträgt derzeit 14,6% (Bundesministerium für Gesundheit, 2024c). Diese Einnahmen werden in den Gesundheitsfonds investiert und zuzüglich der staatlichen Zuschüsse aus Steuergeldern im Nachgang an alle Krankenkassen pauschal pro Versicherten mit Zu- oder Abschlägen gemäß dem morbiditätsorientierten Risikostrukturausgleich (Morbi-RSA) ausgezahlt (vdek, 2023b, S. 22). Zusätzlich zu den Regelleistungen besteht das Angebot der Satzungsleistungen. Satzungsleistungen erweitern die Auswahl an Leistungen, die die Krankenkassen gewähren können (Bundesministerium für Gesundheit, 2016b). Mehr Leistungen bedeuten im Umkehrschluss steigende Kosten. Satzungsleistungen werden durch den kassenindividuellen Zusatzbeitrag finanziert, der in § 242 SGB V beschrieben wird. Aus § 242 Abs. 1 SGB V geht hervor, dass die Höhe des Zusatzbeitrags so zu kalkulieren ist, dass dieser zuzüglich der Einnahmen und den Zuweisungen aus dem Gesundheitsfond die im Jahr voraussichtlich zu leistenden Ausgaben und die vorgeschriebene Höhe der Rücklage deckt. Der aktuelle durchschnittliche Beitragssatz liegt bei 1,7% (Bundesministerium für Gesundheit, 2023), wobei die tatsächliche Höhe des Beitrages letztendlich von den individuellen Krankenkassen festgelegt wird (Deutsche Rentenversicherung Rheinland-Pfalz, 2024).

2.3 Zusatzbeiträge als Wettbewerbsinstrument

Auch wenn die Zusatzbeiträge seit dem 01.01.2019 im Rahmen des GKV-Versichertenentlastungsgesetztes (GKV-VEG) hälftig von Arbeitgeber und Arbeitnehmer übernommen werden, werden ihnen nach Moog et al. (2019, S. 33) im Rahmen der Wahl der Krankenkasse eine hohe Relevanz zugesprochen. 83% der Befragten führten auf, dass der Zusatzbeitrag bei der Entscheidungsfindung ins Gewicht fällt. Innerhalb von fünf Jahren fand eine Erhöhung des Zusatzbeitrags um 80% statt. Tabelle 3 zeigt die Veränderung der Zusatzbeiträge zwischen den Jahren 2019 und 2024.

Tab. 3: Entwicklung des rechnerischen GKV-durchschnittlichen Zusatzbeitragssatzes (in Prozent) 2019 bis 2024 (nach Vdek, 2022)

Jahr	Vom BMG festgelegter durchschnittlicher Zusatzbeitrag (in %)	Tatsächlicher durchschnittlicher Zusatzbeitrag (in %)
2019	0,90	1,00

Jahr	Vom BMG festgelegter durchschnittlicher Zusatzbeitrag (in %)	Tatsächlicher durchschnittlicher Zusatzbeitrag (in %)
2020	1,10	1,00
2021	1,30	1,28
2022	1,30	1,36
2023	1,60	1,51
2024	1,70	1,80

Mit dem GKV-VEG verfolgt der Gesetzgeber zwei Ziele: Entlastung der Versicherten und den Abbau von Finanzreserven der Krankenkassen. Sollten die Reserven den Umfang einer Monatsausgabe überschreiten, so ist eine Anhebung des Zusatzbeitrags nicht gestattet (Bundesministerium für Gesundheit, 2018). Seit Einführung der neuen Regularien sind die Krankenkassen bei der Gestaltung der Zusatzbeiträge an einen gesetzlichen Rahmen gebunden, weswegen sie als Wettbewerbsinstrument an Stellenwert verlieren beziehungsweise nicht mehr die Wirkung auf den Wettbewerb besitzen wie vor der Reformierung.

2.4 Morbi-RSA

Da innerhalb der verschiedenen Krankenkassen eine ungleiche Versichertenstruktur hinsichtlich der Gesundheit und des Einkommens der Versicherten herrscht und diese für Unterschiede in Risiken verantwortlich sind, wurde im Jahr 1994 der sogenannte Risikostrukturausgleich, kurz RSA, eingeführt. Damit sollen faire Wettbewerbsbedingungen für die Kassen geschaffen werden. Die Auszahlung aus dem Gesundheitsfond wurden auf Basis der Versichertenstruktur unter Beachtung der Faktoren Alter, Geschlecht, Bezug von Erwerbsminderungsrente und Anspruch auf Krankengeld gewährt (Bundesministerium für Gesundheit, 2024b).

Die Einflussgröße der Morbidität stand jedoch außen vor, wobei sie auch ein bedeutender Faktor für Kosten ist. Aus diesem Grund wurde im Rahmen des GKV-Wettbewerbsverstärkungsgesetzes (GKV-WSG) am 01.01.2009 der morbiditätsorientierte Risikostrukturausgleich (Morbi-RSA) eingeführt. Es soll verhindert werden, dass Krankenkassen durch einen hohen Anteil von kranken und alten Versicherten einen finanziellen Nachteil erlangen, da Alter und Krankheit höhere Kosten bedeuten. Das hat zur Folge, dass nun auch die unterschiedlich hohe Versorgungsbedarfe in die Kalkulation mit einfließen. Weisen Versicherte eine von 80 ausgewählten Krankheiten auf, so erhält die Kasse Zuweisungen, um den erhöhten Kosten für die Behandlung entgegen zu wirken (Bundesministerium für Gesundheit, 2024b).

2020 wurde der Morbi-RSA mit dem Gesetz für einen fairen Kassenwettbewerb in der gesetzlichen Krankenversicherung (GKV-FKG) weiterentwickelt. Das neue Gesetz bewirkt unter anderem die Anerkennung von Krankheiten über das gesamte Krankheitsspektrum, die Einführung einer Manipulationsbremse, eine Stärkung der Präventionsorientierung mithilfe einer Vorsorge-Pauschale, die Einrichtung eines Risikopools, der die Krankenkassen bei hohen Ausgaben entlastet, und die Streichung der Erwerbsminderungsrente als Risikomerkmal (Bundesamt für soziale Sicherung, 2024). Der Erlass des GKV-FKG bildete eine solide Ergänzung zu dem Morbi-RSA.

Dennoch zeigt sich, dass auch dieses System nicht frei von Fehlern und Ungenauigkeiten ist. Beispielsweise reichen die Zuweisungen aus dem Gesundheitsfonds nicht aus, um die Ausgaben für Pflegebedürftige, Arbeitslose, Erwerbsminderungsrentner und zuzahlungsbefreiten Versicherten zu decken. Im Gegensatz dazu werden junge und gesunde Versicherte nach wie vor überkompensiert. Somit ist die Berücksichtigung vulnerabler Versichertengruppen nach wie vor mangelhaft (AOK-Bundesverband, 2022). Auch die regional variierenden Kosten für Versicherte werden nicht berücksichtigt. Kassen, die in Regionen mit geringen Versorgungskosten aktiv sind, erhalten dadurch einen bedeutenden Wettbewerbsvorteil (Techniker Krankenkasse, 2021).

3 Kundenmanagement

3.1 Wahltarife der gesetzlichen Krankenkassen

Tab. 4: Übersicht der den Selbstbehalttarif (eigene Darstellung)

Beschreibung	Zielgruppe
Der Versicherungsnehmer verpflichtet sich bei Krankheit zu einer Teilzahlung der Behandlung, die er selber zu leisten hat. Als Gegenzug erhält dieser eine Prämie, wenn wenige oder keine Leistungen in Anspruch genommen werden (Bundesministerium für Gesundheit, 2017, S.41).	Versicherungsnehmer ohne chronische Erkrankungen, die geringe Kosten für die Krankenkasse verursachen.
Vorteile	**Nachteile**
Auszahlung einer Prämie von maximal 600€, wenn die angebotenen Leistungen im geringen Umfang oder gar nicht wahrgenommen werden. Oft ist die Höhe der Prämie an das Einkommen gebunden (Verbraucherzentrale, 2022).	• Durch die Selbstübernahme der Kosten kann es bei vielen und/oder teuren Behandlungen einen finanziellen Nachteil des Versicherten kommen. • Die Bindungsfrist beträgt mindestens drei Jahre (Bundesministerium für Gesundheit, 2024a). • Die Krankenkasse hat die Freiheit den Selbstbehalt bei bestimmten Angeboten wie beispielsweise Kuren oder Behandlungen beim Zahnarzt zu beschränken (Verbraucherzentrale, 2022).

Vorteile	Nachteile
	• Der Selbstbehalttarif bezieht sich ausschließlich auf einen individuell Versicherten und gilt nicht für Familienversicherte (Verbraucherzentrale, 2022).

Tab. 5: Übersicht der den Kostenerstattungstarif (eigene Darstellung)

Beschreibung	Zielgruppe
Der Versicherte geht in Vorzahlung und kommt für die Kosten zunächst selbst auf. Nach Einreichung der Rechnung bei der Krankenkasse werden Teilkosten für die Behandlung erstattet. Der Vorgang erinnert an die privaten Krankenversicherungen. Die Höhe der Erstattungen entspricht der Höhe der Kosten, die die Krankenkasse als Sachleistung zu tragen hätte (Bundesministerium für Gesundheit, 2024a).	Versicherte mit hohem Einkommen, die gesetzlich versichert bleiben und umfangreichere Leistungen in Anspruch nehmen möchten (Weber, 2007, S. 55).

Vorteile	Nachteile
Höhere Flexibilität bei Anspruch der Leistungen (Beispielsweise Arztwahl, Einzelzimmer bei Krankenhausaufenthalt), während der Anspruch auf Regelleistungen erhalten bleibt.	• Einjährige Bindung an Krankenkasse (Bundesministerium für Gesundheit, 2017, S. 42) • Kostenerstattung kann seitens der Krankenkasse auf einige Bereiche begrenzt werden (Bundesministerium für Gesundheit, 2017, S. 42). • Leistungserbringer können eine höhere Vergütung vereinbaren. Dadurch können höhere Kosten für den Versicherten entstehen (Bundesministerium für Gesundheit, 2017, S. 42). • Der Versicherte muss in Vorzahlung treten und kann unter Umständen finanzielle Nöte erleiden.

Tab. 6: Übersicht der Tarife für besondere Arzneimitteltherapien (eigene Darstellung)

Beschreibung	Zielgruppe
Dieser Versicherungstarif eignet sich für Versicherte, die die Verschreibung von Arzneimitteln in Anspruch nehmen wollen, die nicht im Leistungskatalog enthalten sind, wie etwa homöopathische Mittel. Dazu fällt eine Prämie an (Bundesministerium für Gesundheit, 2017, S. 42).	Versicherte, die alternative Therapien und Leistungen ein Anspruch nehmen wollen.
Vorteile	**Nachteile**
Kosten für alternative Therapien und Anwendungen können seitens der Kassen begrenzt und nur anteilig übernommen werden (Verbraucherzentrale, 2022).	• Nicht alle Behandlungsarten werden von den Krankenkassen übernommen (Verbraucherzentrale, 2022). • Die maximale Höhe der übernommenen Kosten beläuft sich auf 100€ jährlich (Verbraucherzentrale, 2022). • Einige Krankenkassen übernehmen die Leistungen auch ohne Aufpreis als Satzungsleistung (Verbraucherzentrale, 2022).

Tab. 7: Übersicht der Beitragsrückerstattungen (eigene Darstellung)

Beschreibung	Zielgruppe
Es werden dem Versicherten Anteile des Beitrags rückerstattet, wenn er und die volljährigen, durch die Familienversicherung Mitversicherten, keine Leistungen in Anspruch nehmen (Verbraucherzentrale, 2022).	Gesunde Versicherte, die primär Präventionsleistungen in Anspruch nehmen, gesund sind und relativ wenige Kosten für die Krankenkassen verursachen.
Vorteile	**Nachteile**
Sicherheit: Die Krankenkasse übernimmt die Kosten der Behandlung weiterhin (Verbraucherzentrale, 2022).	• Einjährige Bindung an die Krankenkasse (Verbraucherzentrale, 2022). • Man wird dazu verleitet später zum Arzt zu gehen, um bei Jahresende die Prämie zu erhalten, was den Krankheitsverlauf negativ beeinträchtigen kann (Verbraucherzentrale, 2022). • Dieser Tarif eignet sich nur, wenn man selber oder die volljährigen Mitglieder in der Familienversicherung keine Leistungen in Anspruch genommen haben.

3.2 Ziele und Risiken von Wahltarifen

Wahltarife verfolgen zwei Ziele: Zum einen die Kundenbindung, zum anderen die Kostensenkung. Im Kern soll die Einführung von Wahltarifen die Solidargemeinschaft der Krankenkassen stärken und eine Abwanderung von gesetzlich Versicherten zu den privaten Krankenkassen unterbinden (Weber, 2007, S. 54 – 55).

Sie sorgen außerdem dafür, dass sich die Wettbewerbsdynamik zwischen den privaten und gesetzlichen Krankenkassen erhöht, indem die gesetzlichen Krankenkassen sich durch ihr Angebot an Wahltarifen und die damit für den Versicherten verbundenen Kosteneinsparungen attraktiver machen (Weber, 2007, S. 55). Die Inanspruchnahme von Wahltarifen bindet die Versicherten ein bis drei Jahre (Vgl. 3.1) an die jeweilige Krankenkasse und sorgt so für Kundenbindung.

Dennoch bergen die Wahltarife Risiken. Sollte die Krankenkasse nicht nachweisen können, dass ihre Kalkulation aufgeht, so können die zuständigen Aufsichtsbehörden ihnen die Genehmigung nach einem Jahr entziehen (Weber, 2007, S. 61). Falls wenige Versicherte das Angebot der Wahltarife annehmen, können einzelne Versicherte mit einem hohen Morbiditätsrisiko die Ausgaben für Leistungen stark beeinflussen und die Selbstfinanzierung der Tarife gefährden. Es muss eine gewisse Risikostruktur vorliegen, denn mit ausschließlich überdurchschnittlich gesunden Versicherten können die Ausgaben von Leistungen steigen, sodass sich die Tarife nicht selbstständig tragen (Weber, 2007, S.61). Ein weiteres Risiko ist der sogenannte Moral Hazard Effect. So kann es passieren, dass bei Versicherten, nachdem sie ihren Selbstbehalt ausgeschöpft haben, der Anreiz besteht, mehr Leistungen in einem Abrechnungszeitraum als nötig wahrzunehmen, damit er in der nächsten Abrechnungsperiode wieder unterhalb seines Selbstbehalts liegt (Weber, 2007, S. 61).

Wahltarife sind ein geeignetes Marketingtool für die Mitgliederakquise und den Mitgliedererhalt, jedoch stellt ihre Finanzierung ein Risiko für die Kassen dar.

4 Innovative Versorgungsformen

4.1 Definition

Als innovative Versorgungsformen werden Kooperationsformen im Gesundheitswesen bezeichnet, die Versorgungsstrukturen vernetzen und das Angebot der Gesundheitsversorgung verändern. Das Ziel innovativer Versorgungsformen ist es, einzelne Prozesse der Leistungserbringung im Gesundheitssystem zu integrieren und eine Unter-, Über- oder Fehlversorgung zu verhindern (Braun, Schumann & Güssow, 2009, S. 4). Innovative Versorgungsformen bedeuten auch die Vernetzung der Gesundheitsversorgung, da Krankenkassen auf mehreren Ebenen gemeinsam mit den Kooperationspartnern den Patienten versorgen.

Der Patient und seine Behandlung rücken in den Fokus und es wird durch die Betrachtung und Planung des Behandlungsprozesses eine ganzheitliche Perspektive geschaffen (Braun et al., 2009, S. 4). Zu den innovativen Versorgungsformen zählen die integrierte Versorgung nach §§ 140 a-d SGBV und die hausarztzentrierte Versorgung nach § 75b SGB V (Braun et al., 2009, S. 7). Bei der Zusammenarbeit zwischen Krankenkassen und Leistungserbringer lässt sich zwischen dem kollektivvertraglichen und dem selektivvertraglichen System unterscheiden.

In Kollektivverträgen werden die Rahmenbedingungen der vertragsärztlichen Versorgung für alle involvierten Parteien festgelegt. Auf Landesebene werden Kollektivverträge zwischen den kassenärztlichen Vereinigungen und den Landesverbänden zuzüglich der Ersatzkassen geschlossen. Auf Bundesebene verhandeln die Kassenärztliche Bundesvereinigung und der GKV-Spitzenverband (Bundesministerium für Gesundheit, 2016a).

Selektivverträge hingegen ermöglichen es einzelnen Leistungserbringern individuelle Verträge mit den Krankenkassen zu verhandeln und abzuschließen. Es fand eine Ausweitung der Bereiche statt, in denen Direktverträge geschlossen werden können. (Bundesministerium für Gesundheit, 2011). So auch hinsichtlich der hausarztzentrieren Versorgung (HZV), die in Kapitel 4.3 expliziter behandelt wird.

4.2 Selektiv- und Kollektivverträge

Bis zur Umsetzung des GKV-Modernisierungsgesetzes (GMG) und dem GKV-Wettbewerbsstärkungsgesetzes (GKV-WSG) war die ambulante vertragsärztliche Versorgung kollektivvertraglich organisiert (Schiller, 2008, S. 82). Die Einführung eines Selektivvertragssystems sollte Versorgungsengpässe schließen und die Qualität der Leistung verbessern. Tabelle 8 und 9 zeigen die Vor- und Nachteile des Kollektiv- und Selektivvertragssystems.

Tab. 8: Vor- und Nachteile des Kollektivvertragssystems (eigene Darstellung)

Kollektivverträge	
Vorteile	Nachteile
• Die Versicherten erhalten eine einheitliche und sichergestellte Versorgung (Schichtel, 2010, S. 3). • Da für alle Krankenkassen die identischen vertraglichen Bedingungen gelten, fällt für Vertragsärzte die Abrechnung leichter aus (Schichtel, 2010, S. 5). • Die Strukturqualität der kollektivvertraglich erbrachten Leistungen wird nach § 135 Abs. 2 SGB V sichergestellt, was bedeutet, dass die Krankenkassen die Strukturen nicht schaffen müssen (Schiller, 2008, S. 82).	• Normierte Versorgung ohne regionale oder lokale Differenzierungsmöglichkeit mit der eventuellen Folge der Schnittstellenproblematik (Vgl. 1.1) (Schichtel, 2010, S. 6). • Die Verträge für Ärzte sind gleich und bieten keinen Freiraum für individuelle Verhandlungen (Schichtel, 2010, S.6). • Das Aushandeln von Verträgen gestaltet sich mit Monopolisten schwieriger als mit einzelnen Ärzten oder einer Gemeinschaft von Ärzten (Schichtel, 2010, S. 6).

Tab. 9: Vor- und Nachteile des Selektivvertragssystems (eigene Darstellung)

Selektivverträge	
Vorteile	Nachteile
• Versicherte können aus verschiedenen Versorgungsangeboten der individuellen Kassen wählen (Schichtel, 2010, S. 7). • Ärzte haben die Wahl aus vielen Vertragsangeboten und Kassen (Schichtel, 2010, S. 7). • Krankenkassen können besser auf lokale oder regionale Versorgungsnotwendigkeiten reagieren. Selektivverträge ermöglichen eine Beseitigung von Versorgungsproblemen und die Erfüllung von speziellen Versorgungsaufträgen (Schichtel, 2010, S. 8). • Selektivverträge können die Innovation voranbringen und die Entwicklung von neuen Versorgungsformen fördern (Schichtel, 2010, S. 8).	• Wegen der Rückverlagerung des Sicherstellungsauftrags auf die Kassen werden die Aufgaben Vergütung, Abrechnungs- und Wirtschaftlichkeitskontrolle, Qualitätskontrolle, Bedarfsplanung und Zulassung auf die einzelnen Kassen übertragen (Schichtel, 2010, S. 9). Dies erhöht den organisatorischen Aufwand. • Krankenkassen können durch ein Selektionsverfahren auf Basis sachlicher Differenzierung einzelne Leistungserbringer aus dem Selektivvertragssystem ausschließen (Schiller, 2008, S. 82).

• Krankenkassen können ihre Vertragspartner frei wählen und individuelle Verträge mit Leistungserbringern und Trägern abschließen (Schiller, 2008, S. 82).	

Der größte Vorteil des Kollektivvertragssystems ist, dass eine einheitliche Grundversorgung der Versicherten bundesweit gesichert ist. Jedoch ist es nicht möglich, besondere Versorgungsnotwendigkeiten ausschließlich mit Kollektivverträgen zu decken und somit ist das Potential einer Optimierung von Fehl-, Unter- und Überversorgung im Vergleich zum Selektivvertragssystem geringer. Die größten Barrieren sind die Verhandlungsstärke der Krankenversicherungen und die landesweite Bindung der Vertragsärzte an die Vertragsbedingungen.

Selektivverträge bieten mehr Flexibilität und Spielraum für Versicherte, Krankenkassen und Leistungserbringer. Allerdings erzeugt der Sicherstellungsauftrag auch einen erhöhten Verwaltungsaufwand, sodass zu Lasten der Wirtschaftlichkeit Mehrkosten entstehen und die Qualität gefährdet ist.

Die Teilnahme am Selektivvertragssystem seitens der Ärzte ist freiwillig und solange dies der Fall ist, besteht grundsätzlich eine Daseinsberechtigung der Versorgung auf kollektivvertraglicher Basis (Schiller, 2008, S. 83). Abschließend lässt sich zusammenfassen, dass sich das Selektiv- und Kollektivvertragssystem ergänzen und die Versorgung der Versicherten verbessern, während die Ausgaben gesenkt werden.

4.3 Hausarztzentrierte Versorgung

Seit 2007 sind Krankenkassen dazu verpflichtet, eine hausarztorientierte Versorgung (HZV) nach §73b SGB V anzubieten. Vertragsärzte schließen Hausarztverträge ab und bilden als Hausarzt die erste Anlaufstelle für Versicherte (Hausärzteverband Baden-Württemberg, 2020). Auch die Versicherten verpflichten sich, bei einem Anliegen zuerst einen der teilnehmenden Hausärzte aufzusuchen. Sollten sie einen anderen Arzt aufsuchen müssen, so ist das unter Umständen per Überweisung vom Hausarzt möglich. Dafür bieten die Krankenkassen ihren Versicherten in Hausarzttarifen bei einer korrekten Befolgung der Versorgungskette Prämien an (Bundesministerium für Gesundheit, 2024d).

Die HZV verursacht neben einer erhöhten Versorgungsqualität durch die Hausärzte auch wesentliche wirtschaftliche Vorteile für die Kassen. Zum einen können Ressourcen besser zugewiesen werden, zum anderen werden auch unnötige Doppeluntersuchungen und Krankenhausaufenthalte vermieden (Deutscher Hausärzteverband, 2016). Es sinkt nicht nur die Hospitalisierungsrate, sondern es werden auch Facharztkontakte durch die Behandlung beim Hausarzt verhindert. Durch die Nutzung des HZV-Systems wurden Ersparnisse von 8,2% gegenüber der Regelversorgung erzielt (Kötter, 2018). Nach anfänglich hohen Investitionen, die die AOK Baden-Württemberg mit 681 Millionen Euro betitelt, werden jährlich circa 50 Millionen Euro eingespart (Osterloh, 2018).

5 Modellierung und Entscheidungsfindung

5.1 Ausgangssituation

In diesem Kapitel wird die Anwendung einer neuen Therapieform gegen Katzenallergie nach dem Standard-Gamble-Verfahren modelliert. Das Standard-Gamble-Verfahren wird in der Regel dazu verwendet, die individuellen Präferenzen für chronische Gesundheitszustände zu messen (Drummond et al., 2005, S. 150). Die Ausgangssituation wird in Form eines Entscheidungsbaumes in Abbildung 2 dargestellt. Die Konsequenzen der Anwendung beziehungsweise Nichtanwendung des neuen Verfahrens führen mit einer gewissen Wahrscheinlichkeit zu möglichen Ergebnissen.

Der Parameter QALY steht für „Quality Adjusted Life Years" und kann als normiertes Maß zur reinen Wirksamkeit von Maßnahmen herangezogen werden. Er repräsentiert die gewonnenen Lebensjahre in Kombination mit subjektiven Bewertungen (Schöffski & Greiner, 2012). Die Angaben für die QALYs und die Kosten wurden dem Text entnommen.

Entscheidungen (Wahl)	Ergebnisse (Konsequenz)		Ergebnis	QALYs	Kosten
1. Anwendung eines neuen Therapieverfahrens	Ausbleiben klassischer Allergiesymptome	$p=0,9$	Symptomfrei ohne Nebenwirkungen	0,8	2500,-€
	Auftreten leichter Nebenwirkungen	$p=0,1$	Symptomfrei mit Nebenwirkungen	0,7	2750,-€
2. Keine Anwendung eines neuen Therapieverfahrens	Risikowahrscheinlichkeit für Auftreten von Allergiesymptomen	$p=0,8$	Allergiesymptome	0,6	3000,-€
	Risikowahrscheinlichkeit für Auftreten von Allergiesymptomen	$p=0,2$	Keine Allergiesymptome	1	0,-€

Abb. 2: Modellierung der Entscheidungsfindung für die Anwendung eines neuen Therapieverfahrens gegen Katzenallergie mit dem Standard-Gamble-Verfahren (Eigene Darstellung)

Damit die die Kosten-Nutzwert-Relation des neuen Therapieverfahrens in Kapitel 5.2 berechnet und ein Vergleich zwischen ihnen gezogen werden kann, bedarf es allerdings zunächst die Errechnung des Erwartungs-QALY (EWQ) und die Errechnung der Erwartungs-Kosten (EWK). Dazu werden folgende Formeln angewandt:

- EWQ = p * QALY

- EWK = p * Kosten

Tabelle 10 und Tabelle 11 beinhalten die aus der Aufgabenstellung entnommenen Daten zuzüglich einer Ergänzung der EWQ und der EWK.

Tab. 10: Daten zur Anwendung der neuen Therapieform (eigene Darstellung)

Variante 1	p (Wahrschein-lichkeit)	QALY	EWQ	Kosten	EWK
Konsequenz A	0,9	0,8	0,72	2500,-€	2250,-€
Konsequenz B	0,1	0,7	0,07	2750,-€	275,-€
Anwendung der neuen Therapieform			0,79		2525,-€

Tab. 11: Daten zur Nichtanwendung der neuen Therapieform (eigene Darstellung)

Variante 2	p (Wahrschein-lichkeit)	QALY	EWQ	Kosten	EWK
Konsequenz A	0,8	0,6	0,48	3000,-€	2400,-€
Konsequenz B	0,2	1	0,2	0,-€	0€
Nichtanwendung der neuen Therapieform			0,68		2400€

5.2 Kosten-Nutzwert-Relation

Um die Kosten-Nutzwert-Relation berechnen zu können, müssen zuerst die EWQ- und die EWK-Werte errechnet werden. Für beide Szenarien wurden dies in Tabelle 10 und Tabelle 11 durchgeführt. Zur Kalkulation der Kosten-Nutzwert-Relation wird folgende Formel angewandt:

- EWK/EWQ = Kosten-Nutzwert-Relation

Die berechnete Kosten-Nutzwert-Relation für die Einführung einer neuen Therapieform gegen Katzenallergie wird in Tabelle 12 dargestellt.

Tab. 12: Kosten-Nutzwert-Relation des neuen Therapieverfahrens (eigene Darstellung)

Entscheidung	EWK	EWQ	Kosten-Nutzen-Relation
Anwendung des neuen Therapieverfahrens	2525,-€	0,79	3169,20€
Nichtanwendung des neuen Therapieverfahrens	2400,-€	0,68	3529,41€

Es ist erkennbar, dass die Anwendung einer neuen Therapieverfahrens mit 3169,20€ 10,21% günstiger und somit kosteneffektiver ist.

6 Literaturverzeichnis

AOK-Bundesverband (2022). *Gutachten zeigt systematische Unterdeckung von vulnerablen Gruppen im Morbi-RSA.* Zugriff am 06.04.2024. Verfügbar unter https://www.aok.de/pp/bv/pm/gutachten-vulnerable-gruppen-morbi-rsa/

Drummond, M. F., Sculpher, M. J., Torrance, G. W., O'Brien, B. J. & Stoddart, G. L. (2005). *Methods for the Economic Evaluation of Health Care Programmes (3.).* Oxford University Press.

Eichhorn, P. (2005). *Das Prinzip der Wirtschaftlichkeit. Basiswissen der Betriebswirtschaftslehre.* Wiesbaden: Gabler.

Birkner, B., Nöske, A. (2021). *Einführung in das Versorgungsmanagement.* Zugriff am 22.03.2024. Verfügbar unter: https://www.apollon-hochschule.de/fileadmin/content/APOLLON_Website/03_Zertifikatskurse/6_Sozial-_und_Gesundheitswirtschaft/Probekapitel_VEMAM01_0222A05_Einfuehrung_Versorgungsmanagement.pdf

Braun, G. E., Schumann, A. und Güssow, J. (2009). Bedeutung innovativer Versorgungsformen und grundlegende Finanzierungs- und Vergütungsaspekte: Einführung und Überblick über die Beiträge«. In: G. E. Braun, J. Güssow, G. Heßbrügge und A. Schumann (Hrsg.) *Innovative Versorgungsformen im Gesundheitswesen.* Hrsg. von. Köln: Deutscher Ärzte-Verlag, S. 3–20.

Bundesamt für Soziale Sicherung (2024). *Weiterentwicklung des Risikostrukturausgleichs.* Zugriff am 06.04.2024. Verfügbar unter: https://www.bundesamtsozialesicherung.de/de/themen/risikostrukturausgleich/weiterentwicklung/

Bundesinstitut für Bevölkerungsentwicklung. (2024). *Zusammengefasste Geburtenziffer in Deutschland (1871-2021).* Zugriff am 24.03.2024. Verfügbar unter: https://www.bib.bund.de/DE/Fakten/Fakt/F08-Zusammengefasste-Geburtenziffer-ab-1871.html

Bundesministerium für Gesundheit. (2011). *Selektivvertrag.* Zugriff am 05.04.2024. Verfügbar unter: https://www.bundesgesundheitsministerium.de/service/begriffe-von-a-z/s/selektivvertrag.html

Bundesministerium für Gesundheit. (2016a). *Kollektivvertrag.* Zugriff am 05.04.2023. Verfügbar unter: https://www.bundesgesundheitsministerium.de/service/begriffe-von-a-z/k/kollektivvertrag.html

Bundesministerium für Gesundheit. (2016b). *Satzungsleistungen der GKV*. Zugriff am 02.04.2024. Verfügbar unter: https://www.bundesgesundheitsministerium.de/service/begriffe-von-a-z/s/satzungsleistungen-der-gkv

Bundesministerium für Gesundheit. (2017). *Ratgeber Krankenversicherungen. Alles, was Sie zum Thema Krankenversicherung wissen müssen*. Zugriff am 23.03.2024. Verfügbar unter: https://www.bundesgesundheitsministerium.de/fileadmin/Da teien/5_Publikationen/Gesundheit/Broschueren/BMG_Krankenversicherung_Ratgeber.pdf

Bundesministerium für Gesundheit. (2018). *GKV-Versichertenentlastungsgesetz*. Zugriff am 03.04.2024. Verfügbar unter: https://www.bundesgesundheitsministe rium.de/versichertenentlastungsgesetz

Bundesministerium für Gesundheit. (2023). *Bekanntmachung des durchschnittlichen Zusatzbeitragssatzesnach § 242a Absatz 2 des Fünften Buches Sozialgesetzbuch für das Jahr 2024*. Zugriff am 03.04.2024. Verfügbar unter: https://www.bundesan zeiger.de/pub/publication/lv5eHoYhOm7Elp1EaWa?1

Bundesministerium für Gesundheit. (2024a). *Wahltarife, Bonusprogramme und Zusatzleistungen*. Zugriff am 23.03.2024. Verfügbar unter: https://www.bundesgesund heitsministerium.de/wahltarife-bonusprogramme-und-zusatzleistungen

Bundesministerium für Gesundheit. (2024b). *Risikostrukturausgleich*. Zugriff am 25.03.2024. Verfügbar unter: https://www.bundesgesundheitsministerium.de/risi kostrukturausgleich.html

Bundesministerium für Gesundheit. (2024c). *Beiträge*. Zugriff am 25.03.2024. Verfügbar unter: https://www.bundesgesundheitsministerium.de/beitraege

Bundesministerium für Gesundheit. (2024d). *Hausarztsystem*. Zugriff am 05.04.2024. Verfügbar unter: https://www.bundesgesundheitsministerium.de/hausarztsystem

Deutscher Hausärzteverband. (2016). HZV – Ein Erfolgsmodell von Hausärzten für Hausärzte. *Zeitschrift für Allgemeinmedizin 92*(6), 286.

Deutsche Rentenversicherung Rheinland-Pfalz. (2024). *Neue Krankenkassenbeiträge ab März*. Zugriff am 03.04.2024. Verfügbar unter: https://www.deutsche-rentenver sicherung.de/RheinlandPfalz/DE/Presse/Meldungen/2024-02-19_rentenhoehe-kv-beitag.html

Hausärzteverband Baden-Württemberg. (2020). *Hausarztzentrierte Versorgung (HZV)*. Zugriff am 05.04.2024. Verfügbar unter: https://www.hausarzt-bw.de/Haus arzt%20A-Z/Politik%20und%20Organisationen/hausarztzentrierte-versor gung~n-47

Kötter, J. (2018). HZV punktet gegenüber der Regelversorgung. *Zeitschrift für Allge-meinmedizin 94*(11), 479.

Moog, S., Vollmer, J., Fetzer, S., Maday, C. (2019). *Auswirkungen der Satzungsleistun-gen nach § 11 Absatz 6 SGB V auf den Wettbewerb innerhalb der gesetzlichen Krankenversicherung und zur privaten Krankenversicherung.* Zugriff am 22.03.2024. Verfügbar unter: https://www.bundesgesundheitsministe rium.de/fileadmin/Dateien/5_Publikationen/Gesundheit/Berichte/19-02-04_Prognos_Endbericht.pdf

Ney, M. (2012). *Wirtschaftlichkeit von Interaktionsplattformen. Effizienz und Effektivität an der Schnittstelle zum Kunden.* Wiesbaden: Deutscher-Universitätsverlag.

Osterloh, F. (2018). Hausarztzentrierte Versorgung – Den Patienten geht es besser. *Deut-sches Ärzteblatt* 114(43), 1934-1936.

Saß, A.-C., Wurm, S., Ziese, T. (2009). Alter = Krankheit? Gesundheitszustand und Ge-sundheitsentwicklung. In Böhm, K., Tesch-Römer, C., Ziese, T. (Hrsg.), *Beiträge zur Gesundheitsberichterstattung des Bundes* (S. 31 – 111).

Schichtel, P. (2010). *Kollektivverträge und Selektivverträge in der ambulanten ärztlichen Versorgung.* Zugriff am 05.04.2024. Verfügbar unter: https://www.sozialerfort-schritt.de/wp-content/uploads/2010/06/Schichtel.pdf

Schiller, H. (2008). Kollektiv- und Selektivvertrag. Zwei Vertragssysteme im Überblick. *Bayrisches Ärzteblatt,* 2008 (2), 82-83.

Schöffski, O. & Greiner, W. (2012). Das QALY-Konzept als prominentester Vertreter der Kosten-Nutzwert-Analyse. In O. Schöffski & J.-M. Graf von der Schulenburg (Hrsg.), *Gesundheitsökonomische Evaluationen* (4., vollständig überarbeitete Aufl., S . 71–110). Berlin: Springer.

Statistisches Bundesamt. (2024a). *Bevölkerung in Deutschland.* Zugriff am 23.03.2024. Verfügbar unter: https://service.destatis.de/bevoelkerungspyramide/index.html

Statistisches Bundesamt. (2024b). Anzahl der Todesfälle nach den häufigsten Todesursa-chen in Deutschland in den Jahren 2020 bis 2022. In *Statista.* Zugriff am 23.04.2024. Verfügbar unter: https://de.statista.com/statistik/daten/stu-die/158441/umfrage/anzahl-der-todesfaelle-nach-todesursachen/

Techniker Krankenkasse (2021). *Fairnessfaktor Regionalkomponente.* Zugriff am 06.04.2024. Verfügbar unter: https://www.tk.de/presse/themen/finanzen/risi-kostrukturausgleich/morbi-rsa-regionalkomponente-2053266

Vdek (2022). *GKV – Entwicklung des durchschnittlichen Zusatzbeitrages (ZBS).* Zugriff am 03.04.2024. Verfügbar unter: https://www.vdek.com/presse/daten/c_einnah-men-ausgaben.html

Vdek (2023a). Entwicklung der Lebenserwartung bei Geburt in Deutschland nach Ge-schlecht in den Jahren von 1950 bis 2070. In *Statista*. Zugriff am 23.03.2024. Ver-fügbar unter: https://de.statista.com/statistik/daten/studie/273406/umfrage/ent-wicklung-der-lebenserwartung-bei-geburt-in-deutschland-nach-geschlecht/

Vdek (2023b). *Vdek-Basisdaten des Gesundheitswesens in Deutschland*. Zugriff am 02.04.2024. Verfügbar unter: https://www.vdek.com/content/dam/vdek-site/vdek/daten/broschuere/VDEK_Basisdaten2023-web.pdf

Verbraucherzentrale (2018). *Wahltarife und Satzungsleistungen der Krankenkassen. Eine Orientierungshilfe im Tarif- und Satzungsleistungdschungel*. Zugriff am 22.03.2024. Verfügbar unter: https://www.verbraucherzentrale.de/sites/default/fi-les/2018-09/Flyer_wahltarife_und_satzungsleistungen_der_Krankenkassen.pdf

Verbraucherzentrale (2022). *Wahltarife der Krankenkassen: Darauf müssen Sie achten*. Zugriff am 23.03.2024. Verfügbar unter: https://www.verbraucherzent-rale.de/wissen/gesundheit-pflege/krankenversicherung/wahltarife-der-kranken-kassen-darauf-muessen-sie-achten-13612

Weatherly, J. N., Knetsch, M. (2017). Definitionen im Versorgungsmanagement. In J. N. Weatherly (Hrsg.) *Versorgungsmanagement in der Praxis des deutschen Gesund-heitswesens – Konkrete Projekte, Theoretische Aufarbeitung*. (Gesundheit – Poli-tik – Gesellschaft – Wirtschaft, S.11-17). Wiesbaden: Springer: Springer Fach-medien Wiesbaden.

Weber, G.W. (2007). Kundenbindung durch Wahltarife – Neue Möglichkeiten im Kran-kenkassen-Marketing. *Gesundheits- und Sozialpolitik, 61*(7/8), 54-63. Zugriff am 26.03.2024. Verfügbar unter: https://www.nomos-elibrary.de/10.5771/1611-5821-2007-7-8-54.pdf?download_full_pdf=1

7 Abbildungs- und Tabellenverzeichnis

7.1 Abbildungsverzeichnis

7.2 Tabellenverzeichnis

BEI GRIN MACHT SICH IHR WISSEN BEZAHLT

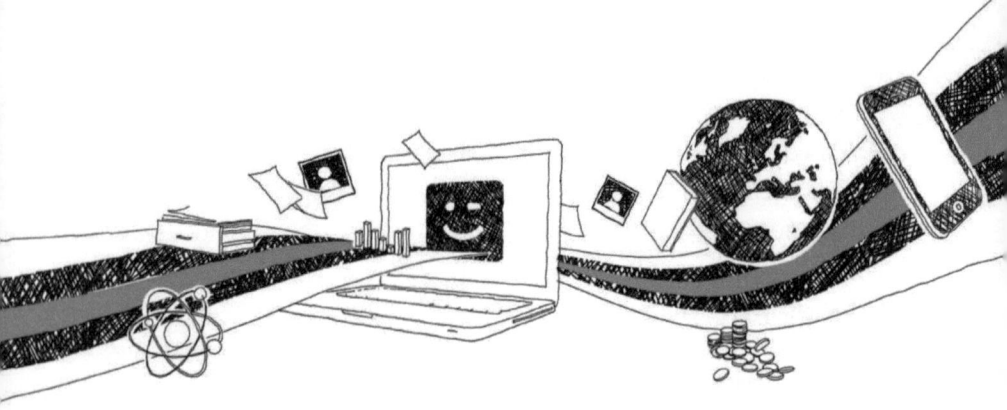

- Wir veröffentlichen Ihre Hausarbeit,
  Bachelor- und Masterarbeit

- Ihr eigenes eBook und Buch -
  weltweit in allen wichtigen Shops

- Verdienen Sie an jedem Verkauf

Jetzt bei www.GRIN.com hochladen und kostenlos publizieren

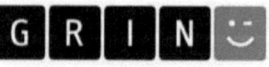